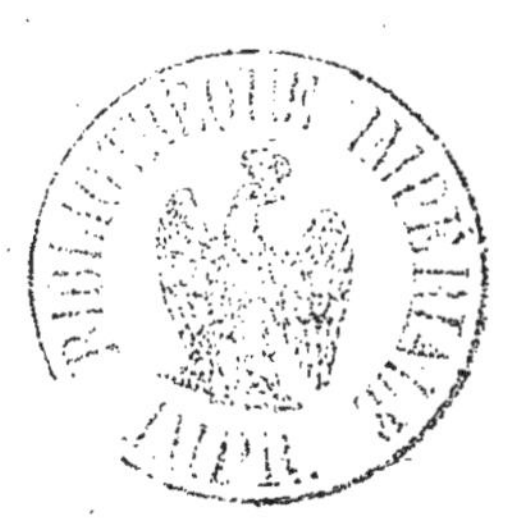

TRAITÉ

DES

CANCERS DE L'ESTOMAC.

Je déclare que je regarderai comme contrefaçon tous
les exemplaires qui ne porteraient pas ma signature.

IMPRIMERIE MOREAU, RUE MONTMARTRE, N°. 39.

TRAITÉ

DES

CANCERS DE L'ESTOMAC,

OU L'ON A ÉMIS DES IDÉES PLUS PHYSIOLOGIQUES SUR CETTE MALADIE, ET BASÉ SON NOUVEAU TRAITEMENT SUR DES FAITS QUI PROUVENT SA SUPÉRIORITÉ SUR L'ANCIEN;

PAR L.-V. BÉNECH,

DOCTEUR EN MÉDECINE DE LA FACULTÉ DE PARIS.

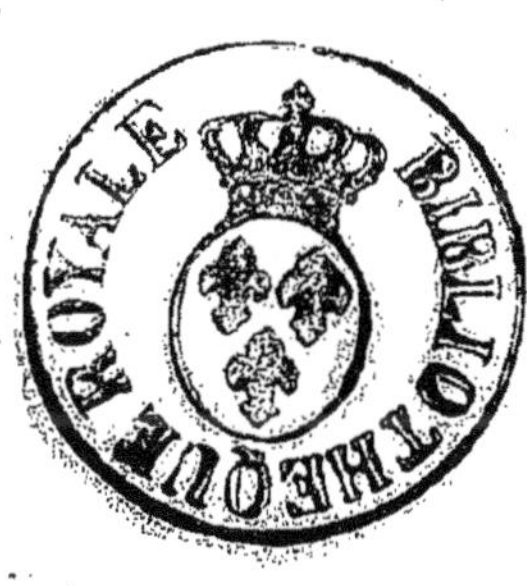

Ne réputant comme vrais, en médecine, que des faits concordans expliqués par une physiologie simple, nous repoussons, pour l'avantage de l'humanité, et l'empyrisme et les systèmes.

Page 55 de ce Traité.

A PARIS,

CHEZ BÉCHET ET MÉQUIGNON, LIBRAIRES,
PLACE DE L'ÉCOLE DE MÉDECINE ;

ET CHEZ DELAUNAY,
AU PALAIS-ROYAL.

~~~

1824.
~~~

A MONSIEUR

M.-F. CHAUSSIER,

CHEVALIER DE SAINT-MICHEL

ET DE LA LÉGION-D'HONNEUR,

PROFESSEUR A LA FACULTÉ DE MÉDECINE,

MÉDECIN EN CHEF DE LA MATERNITÉ,

MEMBRE DE L'INSTITUT ET DE L'ACADÉMIE ROYALE DE
MÉDECINE, ETC.

Comme un bien faible témoignage de reconnaissance pour les services immortels qu'il a rendus à la médecine.

AVANT-PROPOS.

DES circonstances peu communes m'ayant mis à même de faire de nombreuses observations sur les cancers de l'estomac; de me convaincre que les connaissances de ces maladies sont des plus arriérées; que chez les plus doctes on les confond parfois avec des névroses, ou avec une simple irritation chronique des capillaires sanguins; et que chez d'autres, sous le nom de *pituites*, de *glaires*, d'*obstructions*, on ne fait partout que des victimes; j'ai cru devoir en publier les résultats.

Pour me faire une idée juste de la nature de ces maux, je les ai constamment observés au lit de la douleur; et j'ai fait des autopsies cadavériques dont quelques-unes sont rapportées dans cette courte dissertation.

Dans chaque fait que je décris, je ne fais connaître que l'ensemble des symptômes nécessaires pour juger le mal; mon intention ayant été de représenter tous les désordres de ces affections morbides par un tableau général, afin d'éviter des répétitions continuelles. Ce tableau n'est pas pris dans les livres, qui ne sont le plus souvent que le fruit d'anciennes erreurs travesties en de termes nouveaux; mais il est l'expression des maladies dont la scène s'est passée sous mes yeux.

Quant au traitement, fuyant tout système, je l'ai basé sur l'altération des fonctions du viscère souffrant, sur l'instinct des malades, leur expérience, celle des grands praticiens, celle qui m'est propre; et je n'ai réputé vrai que ce qu'admettait cette expérience d'accord avec la physiologie, la seule marche que doit suivre désormais tout praticien.

Partant de ces idées, j'ose croire avoir mieux apprécié la nature de ces maladies, avoir indiqué des moyens nouveaux de les guérir lorsque le mal le permet encore; avoir appris à en diminuer constamment la gravité, ou à les rendre stationnaires; j'ose même avancer, sans crainte d'être démenti, qu'en suivant rigoureusement ma méthode, on peut, en quelque sorte, les braver; et je prends pour juges les faits, et l'impartialité du médecin physiologiste disciple des Chaussier et des Bichat, et non des hommes qui n'encensent ces noms que pour étayer leurs systèmes ridicules.

La division de ce Traité est des plus simples; il contient deux chapitres : dans le premier je ne fais que rapporter des faits; et dans le second je trace le tableau général de la maladie, de ses causes, et du traitement

TRAITÉ NOUVEAU

DES

CANCERS DE L'ESTOMAC.

CHAPITRE Ier.

HISTORIQUE DES FAITS.

PREMIÈRE OBSERVATION.

MADEMOISELLE Vatrin, demeurant à Fismes (Marne), douée d'un tempérament lymphatique, éprouva, dans le mois de juin 1816, des symptômes fébriles qu'elle attribuait à un refroidissement.

Cette malade, âgée d'une cinquantaine d'années, combattit cette affection morbide par les toniques et les purgatifs.

Le mal ne fit que s'accroître. Consulté vers le septième mois, je reconnus une altération profonde des fonctions digestives : l'estomac repoussait toute espèce d'alimens ou les digérait avec beaucoup de lenteur; la malade éprouvait une grande sputation, des flatuosités, des douleurs à la région épigastrique, douleurs qu'augmentait la pression; la peau était sèche, les excrétions alvines étaient rares, le pouls peu fréquent et petit, et la figure terreuse réfléchissait le marasme.

La privation entière d'alimens, l'application de quelques sangsues, l'usage de quelques petits verres d'eau commune coupée avec du lait, l'emploi de cataplasmes émolliens sur l'abdomen, et le repos dans le lit, fut le traitement prescrit.

Le soulagement fut rapide, et après avoir donné mes conseils à la malade pendant quelque temps, je la quittai, et lui prescrivis un régime qui était la conséquence du traitement. Bientôt le désir de satisfaire un appétit renaissant, et la crainte qu'inspire une longue abstinence, la ramenèrent à ses premières erreurs et à sa première position.

Quelques mois s'écoulent, et l'on acquiert la certitude que le mal a pris le caractère du squirre. Dès ce moment les pilules fondantes, opiacées, le sirop anti-scorbutique, aussi-bien que des décoctions amères et adoucissantes, sont prodigués tour à tour à la malade.

Nouveaux revers, et les nouveaux moyens curatifs dont on use, ce sont les précédens; mais à une plus haute dose.

Consulté le 10 septembre 1817, quatorze mois

après le début de la maladie, tous les symptômes me parurent des plus graves; la tumeur ressentie à la région épigastrique, avait acquis un grand volume, et la douleur envahi plus d'organes.

Le traitement fut le même que le premier, et le soulagement, moins rapide, fut encore notable. Mais pendant une absence que je fis, l'idée de sa débilité la ramena aux stimulans, et elle succomba le 3 janvier 1818.

Autopsie.

Tous les systèmes organiques étaient dans un état naturel, à l'exception des tissus musculaire et celluleux de l'estomac, qui, sur la grande courbure et sur les côtés de cette ligne, ne formaient plus qu'une masse lardacée de plus de vingt lignes d'épaisseur, et à laquelle la membrane muqueuse d'une couleur rose pâle, était fortement adhérente.

DEUXIÈME OBSERVATION.

Madame Gadré, âgée de près de quarante ans, douée d'une forte constitution, demeurant aussi à Fismes, éprouvait depuis cinq ans, en 1817, des digestions douloureuses, maladie qu'elle attribuait au passage trop subit d'une température chaude dans une température froide.

Pendant sa maladie, elle usa de tous les remèdes, et surtout des stimulans.

Consulté le 1er. février 1817, la malade me parut dans une position très-grave. Elle éprouvait des douleurs intolérables au moment où les alimens pénétraient dans l'estomac, et les vomissemens ne tardaient pas à avoir lieu. Toute pression exercée sur la région épigastrique était cruelle, et faisait reconnaître dans cet endroit une vaste tumeur; le pouls était fréquent et petit, et la malade, étique, ne marchait que fortement penchée vers la terre.

Ici les mêmes moyens curatifs que dans les cas précédens eurent un succès inattendu. Au bout de deux mois la digestion était bien plus facile, et à peine sensible; la maigreur avait fait place à un léger embonpoint, et la malade se livrait à une grande partie de ses premiers travaux.

Cinq mois s'écoulent dans cette heureuse position qui s'améliore chaque jour, lorsque tout-à-coup elle cesse par l'usage imprudent des toniques, surtout du vin pris contre des faiblesses qu'elle éprouvait à la suite de grandes fatigues; et pendant cinq mois encore elle résiste à toute espèce de remède violent que lui prodigue un homme de l'art.

Autopsie.

Ici, comme dans le cas précédent, l'estomac offrait tous les développemens des lésions organiques exerçant leurs ravages sur les mêmes tissus, tout autour du cardia, sur les deux tiers gauches de la petite courbure, sur le milieu de la grande, et formant une masse d'une trentaine de lignes d'épaisseur. La face antérieure de l'estomac présentait dans sa partie supérieure un ulcère de la largeur d'un décime, qui avait perforé entièrement cette surface, et dont les bords rouges étaient adhérens au foie. Tous les autres organes étaient dans un état sain.

Nous venons de voir des malades succombant à des lésions organiques; si notre but avait été de peindre les désordres divers qu'elles enfantent, nous aurions multiplié davantage nos recherches; mais ne voulant recueillir des faits que pour choisir le traitement le plus avantageux, nous allons quitter une scène que la mort vient toujours terminer, pour passer sur une autre où le génie de l'art ramène vers la vie des êtres défaillans.

TROISIÈME OBSERVATION.

En 1819, Victoire, veuve Bussy, de la commune d'Arci-Sainte-Restitut (Aisne), âgée de quarante ans, douée d'une forte constitution, me consulta pour une maladie des fonctions digestives qui durait depuis six ans.

Elle l'attribuait à la même cause que les malades précédens.

Pendant ce long espace de temps, suivant plutôt les conseils donnés que la force de l'instinct, elle fut chercher d'abord l'appétit dans les stimulans, tels que les viandes, les vins; bientôt dans les amers et les drastiques; et plus tard dans les fondans. Ne variant ses remèdes que pour se nuire, quand je la vis pour la première fois, elle était dans un état voisin de la mort. Des vomissemens presque constans accompagnaient la digestion; elle avait en aversion toute espèce de corps gras; elle éprouvait des douleurs cruelles vers l'épigastre et les articulations vertébrales, douleurs qui lui persuadaient que sa maladie était des rhumatismes; elle était dans le marasme; toujours penchée en avant quand elle se livrait à quelque faible mouvement; et ses mains appliquées sur la partie supérieure de l'abdomen, lui faisaient reconnaître dans cet endroit une vaste tumeur qui, à elle seule, donnait la juste idée des désordres du viscère souffrant.

Dans le seul but de prolonger le terme de la vie, je prescrivis la diète pendant quarante-huit heures, l'application de six sangsues au-dessous de l'appendice xiphoïde, l'usage d'un verre d'eau commune coupée avec du lait, des cataplasmes émolliens sur l'abdomen, et le repos dans le lit.

Les douleurs perdent de leur acuité dans ce court espace de temps; je conserve le même traitement, et, de plus, j'ordonne deux cuillerées de crême de riz préparée au lait coupé avec de l'eau, et légèrement sucrée.

Le cinquième jour, les symptômes sont moins graves; je n'opère d'autre changement que celui de doubler la dose alimentaire. Enfin, à mesure que la gravité du mal diminue, j'augmente insensiblement la portion alimentaire, sans abandonner les autres moyens curatifs; et au terme de six semaines les vomissemens ont disparu ; la digestion est plus facile; on ne ressent à l'épigastre qu'une pesanteur moindre que la première fois, mais toujours continuelle; et la tumeur, peu sensible, est moins volumineuse.

Alors prescrivant le régime à la malade, je lui ordonne, pour alimens, les fécules, les fruits sucrés et mucilagineux; et, pour boisson, de l'eau commune coupée avec du lait, ou sucrée, ou contenant en dissolution des mucilages.

Elle ne devait se livrer à l'exercice, que préalablement une ceinture ne fût appliquée sur l'abdomen, quelques doigts au-dessous de la tumeur.

Par la pratique de ce régime, la malade a repris à la longue une grande partie de ses forces physiques; elle a pu, trois ans après, mêler ses travaux à ceux des moissonneurs; ses bras valent plus que sa subsistance; et au moins, quoique sa vie ne soit pas entière, elle est loin d'être un fardeau.

QUATRIÈME OBSERVATION.

M. Fournier père, cultivateur à Cramail, dans le département de l'Aisne, d'une forte complexion, et touchant à la soixantaine, se plaignait, depuis dix ans d'une difficulté de digérer. Il avait fini par renoncer à tous les médicamens. A force d'expérience, il était parvenu à diminuer la rapidité de la marche du mal, en usant d'un régime peu stimulant.

Malgré cette sage précaution, en 1820, époque où il me consulta, la maladie était parvenue à son dernier degré : ses digestions causaient des vomissemens, des pituites, des flatuosités, des douleurs épigastriques et dorsales, une pesanteur vers l'appendice xiphoïde, région où le toucher découvrait une tumeur dure et peu volumineuse; le malade était étique; son pouls petit et fréquent; et il éprouvait un froid continuel dans ses extrémités.

Soumis au même traitement que celui de la veuve Bussy, il a fini par éprouver un changement plus avantageux; car sa santé est telle, qu'il avoue aujourd'hui qu'elle peut être enviée.

CINQUIÈME OBSERVATION.

Madame Rigaut, âgée de cinquante ans, demeurant à Coulonges (Aisne·), se plaignait, en 1820, de vives douleurs à la région épigastrique, et de pénibles digestions, maladie qui durait depuis trois ans.

Cette dame, d'une constitution très-délicate, at-

tribuait son mal à un refroidissement qu'elle avait
éprouvé.

Elle avait les mêmes symptômes que le malade
précédent, mais moins graves, et son pouls était
plus fréquent.

Elle avait consulté les hommes de l'art des en-
virons; et de tous les remèdes dont elle avait usé,
et qui se composaient de stimulans de toute espèce, aucun n'avait pu arrêter les progrès de sa
maladie.

Cependant, soumise au même traitement que
les autres malades, mais avec moins de sévérité,
elle a obtenu les mêmes avantages qu'elle doit surtout au régime que je lui ai prescrit, et qu'elle
suit encore.

SIXIÈME OBSERVATION.

Le sieur Benoît, ouvrier, âgé de vingt-cinq ans,
doué d'une forte constitution physique, exerçant
sa profession à Nampteuil-Notre-Dame (Aisne),
me fit appeler dans le courant d'août 1819.

Depuis près de deux ans il se plaignait d'une
grande altération dans les digestions, maladie qu'il
attribuait à une fièvre qui ne le quittait pas, di-
sait-il, un instant, et qu'une transpiration supprimée par le froid avait fait naître.

Il avait tour à tour éprouvé l'usage des saignées,
des purgatifs, de la diète et des toniques. Malgré

tant de secours, son mal, loin de diminuer, était
à la fin des plus développés. Des vomissemens
avaient lieu sitôt qu'il avait pris quelques alimens;
ils étaient toujours suivis de pituites et de flatuosités; il ressentait des douleurs vives et brûlantes
dans la région épigastrique, et le long de l'épine
dorsale; toute pression exercée sur cette région
augmentait ces douleurs; le derme était sec et
âcre; les excrétions alvines étaient très-rares; et
le pouls fréquent et petit. Le malade, plongé dans
le marasme, était si faible, qu'il ne pouvait plus
quitter le lit.

Soumis à la méthode dont j'ai donné plus haut
quelques idées; mais avec cette différence qu'ici
j'ai eu recours à des bains de vapeur, et que le
traitement a été plus sévère; parce que j'espérais
une guérison complète; après six semaines de traitement, le malade a été hors de danger, et, dans
l'espace de trois mois, il a retrouvé sa santé ordinaire.

SEPTIÈME OBSERVATION.

M. Franquei, de Damry (Marne), âgé de trente-
cinq ans, cherchait, en 1820, des remèdes contre
une maladie d'estomac. Ses recherches duraient depuis environ trois ans, et sa maladie empirait tous les
jours. Il éprouvait souvent des nausées, des vomissemens du moment que son estomac recevait quel-

que nourriture; il était fatigué par des flatuosités continuelles, des pituites abondantes; tourmenté par des douleurs et des ardeurs épigastriques et dorsales qu'accompagnait une légère pesanteur ressentie vers l'appendice xiphoïde, il était devenu étique et d'un jaune terreux.

Épuisé par une longue diète, par des applications réitérées de sangsues, ne prenant que de boissons très-adoucissantes, souvent plongé dans des bains à une douce température; après avoir usé de ce traitement et d'un régime qui en était la suite, sans aucun succès, il consulta un homme de l'art qui lui ordonna les drastiques; et dans quelque temps le malade arriva à sa santé première dont il jouit toujours d'après son propre aveu.

HUITIÈME OBSERVATION.

Madame Élie, d'une constitution délicate, et très-sensible, demeurant à Ronchère, commune du département de l'Aisne, avait perdu, depuis long-temps, son appétit; l'estomac se refusait même à recevoir des alimens pour éviter des nausées, des flatuosités, et une sécrétion salivaire abondante; des douleurs vers l'appendice xiphoïde étaient constantes, ainsi qu'une chaleur érysipélateuse ressentie à l'intérieur. La malade languissante était toute flétrie malgré sa jeunesse, et

2.

dans un état de maigreur qui, depuis long-temps, faisait des progrès.

Un des premiers praticiens de la capitale est consulté : il ordonne des pilules fondantes, l'usage des amers, les eaux de Vichi, etc. Après quelques mois de traitement, cette dame dont plusieurs autres hommes de l'art avaient désespéré *comme étant attaquée d'obstructions,* retrouve sa santé.

J'aurais pu citer d'autres faits qui attestent que des altérations d'estomac qui duraient depuis plusieurs années, n'ont cédé, comme certains érysipèles, qu'à l'usage des stimulans des voies digestives : nos annales de médecine sont riches sous ce rapport; mais ici les malades vivent et peuvent attester la vérité, et dès lors j'ai cru leur donner la préférence.

Ici se borne l'historique des faits; j'aurais pu les multiplier encore; mais le nombre, quoique peu étendu, m'a paru assez vaste pour nous faire juger le mal, et nous servir de guide dans le traitement.

CHAPITRE II.

CAUSES ET DESCRIPTION DES CANCERS DE L'ESTOMAC.

Des causes.

En méconnaissant la nature du mal, les auteurs ont erré sur ses causes : les uns ne l'attribuent qu'à une disposition de l'organisme ; mais comme la maladie augmente en raison du mauvais traitement, l'expérience prouve bien alors que l'on confond le plus souvent des erreurs de l'art avec les désordres des fonctions. Au reste, c'est la pratique la plus commune : nous rejetons nos torts sur la nature. Les autres plus modernes ne voient, pour causes de ces maladies, que des phlegmasies chroniques de la membrane muqueuse gastrique. Sans doute, dans quelques cas, cette cause existe ; mais elle est rare, et bien plus rare qu'on ne pense ; car si cet ordre de choses avait lieu, dès le début de ces maladies, les praticiens qui ont recours aux drastiques, devraient constamment aggraver le mal au lieu de le guérir parfois, même après une longue existence. D'ailleurs l'anatomie pathologique devrait montrer les plus grands désordres sur cette muqueuse ; tandis qu'ils existent dans les systèmes subjacens, malgré que ce soit sur sa surface que soient tombés les stimulans. Mais tel est l'empire des systèmes : on repousse les faits et les raisons les plus simples pour encadrer des idées qui toujours sont le fruit de la médiocrité ou d'une folle imagination.

Que nous dit l'expérience? que cette maladie n'est qu'un degré d'une altération première des fonctions d'un ou de plusieurs tissus de l'estomac; et que ces tissus ne se désorganisent qu'après avoir long-temps souffert sous l'influence des causes qui les conduisent à ce terrible état. Or, comme il nous est impossible de distinguer le point où finit le premier degré et commence le second, pour juger ces mêmes causes, nous devons remonter à celles qui font naître les premiers désordres.

Parmi elles, les plus communes sont l'habitation dans des lieux élevés et exposés au nord; le passage subit du chaud au froid; l'usage des boissons froides pendant qu'on est en sueur; la suppression d'hémorragies habituelles; l'aménorrhée; la disparition plus ou moins subite d'une affection herpétique ou rhumatismale; une nourriture habituelle trop succulente; des indigestions; des excès de liqueurs alcooliques; des corps étrangers introduits dans l'estomac; l'abus des purgatifs ou d'autres stimulans; et parfois les affections morales profondes.

Après ces causes, il en est une autre, peu commune, mais réelle, qui est presque toujours acquise, et qu'on nomme *disposition cancéreuse*.

Une expérience décisive prouve qu'on ne peut la contester, et cette expérience vaut bien le jargon puéril de l'école qui la nie.

Ces causes ayant produit le premier degré d'altération, lorsqu'elles cessent d'agir, ce sont les corps qui mettent en jeu les tissus gastriques qui amènent le second degré; alors c'est le sang qui est contenu dans les capillaires sanguins gastriques, et qui est ou en trop grande quantité, ou d'une qualité non naturelle pour ces vaisseaux; ce sont les alimens portés sur la muqueuse gastrique; ou enfin le défaut de rapports des tissus organiques entre eux, une fois placés dans un état morbide. Pour l'action de cette dernière cause, voici mon idée : le tissu malade recevant une trop grande somme d'excitant soit général, soit particulier; et sa nutrition non naturelle étant plus active, il augmente de volume; par cette augmentation étant forcé de prendre un espace qui lui manque, il repousse les systèmes organiques environnans; mais ces derniers réagissant sur le système affecté, les rapports naturels de ceux-là avec le premier cessent; ils ont une action qui tient de celle des corps étrangers; et de là, comme dans le panaris, il en naît une cause qui aggrave et entretient le mal : vérité inconnue jusqu'à ce jour en médecine, et rarement appliquée en chirurgie.

Par la même raison, le défaut de rapports des organes entr'eux une fois malades, produisent le même phénomène; et voilà pourquoi, dans le cas qui nous occupe, la marche, la station, l'exercice, l'équitation sont des causes qui entretiennent le mal.

Sous l'influence de toutes ces causes, le tissu malade ne conserve plus les mêmes propriétés vitales; sa nutrition s'altère, avec elle la trame de l'organisme; et à la longue ce dernier présente un volume plus considérable, il est plus épais; il est très-dense, et, sous le rapport de cette qualité et de sa couleur, il imite parfaitement le cartilage. Dans quelque tissu que se forme le cancer, une fois qu'il existe, la sensibilité de ce tissu devient animale, avec un caractère plus ou moins douloureux, et il perd toute faculté contractile.

Vu dans toute sa simplicité, dans tous les systèmes où il naît il est toujours le même; l'état calleux des bords d'un ulcère cutané, l'endurcissement des muscles, de l'encéphale, etc., prouvent cette vérité.

A mesure que le mal se développe, le système organique dont l'existence est la plus liée au système malade, modifie sa structure et ses propriétés vitales à l'instar du premier dont il reçoit l'influence continuelle, identifie son existence avec la sienne, et devient comme lui une substance homogène.

Chaque système organique agit à son tour de même, et à la longue l'on voit un organe qui présentait tant de diversités sous le rapport de sa structure, être réduit à un état identique.

Alors par suite d'une mauvaise nutrition, et de la réaction non naturelle de tous les tissus, fortement irrités, un point de l'organe s'enflamme, se transforme en abcès, s'ulcère, et il s'établit un écoulement dont la matière est en raison de l'organe qui la fournit : nouvel état que l'on a appelé ulcère cancéreux; tandis que jusque-là c'est le nom de squirre qui caractérise cette désorganisation.

Cette ulcération est un bien en ce qu'elle devient une espèce de débridement qui, d'un côté, rend l'action des tissus moindre, et qui, d'un autre, en diminuant la nutrition par l'écoulement qu'elle procure, calme l'irritation.

Si on eût observé les causes de la maladie, leur action, les efforts de la nature pour calmer les douleurs, on eût imité cette dernière dans tous les cas accessibles à nos sens; en détruisant la réaction des tissus par des débridemens profonds, et en établissant des écoulemens abondans, on eût guéri une foule de ces cas graves, au lieu de leur sacrifier souvent des appareils organiques entiers. On m'objectera que les tissus sont alors toujours désorganisés; mais on se trompe; j'ai des faits qui détruisent cette objection, et prouvent ce que j'avance;

et, entr'autres, celui d'un squirre du muscle del-
toïde chez une femme de soixante ans, devenu
très-volumineux, et qui, malgré son ancienneté,
après avoir résisté à tous les remèdes antiphlogistiques et fondans, ne disparut que par des inci-
sions nombreuses, et si profondes qu'elles attei-
gnaient toute l'épaisseur du muscle.

Un cancer n'est donc que cet état d'un système
malade, remarquable par sa structure qui présente un tout homogène, offrant une grande den-
sité, une espèce d'état cartilagineux doué d'une
sensibilité animale douloureuse, et dépourvu de
toute contractilité organique sensible.

Les médecins en ont fait un être terrible; d'autres, en émettant une opinion contraire, n'ont rien
fait pour prouver que les premiers étaient dans
leur tort; car jamais une lésion organique bien
prononcée, surtout dans les systèmes autres que le
glanduleux, ne sera détruite par les antiphlogistiques; et les succès qu'on en a retirés, n'ont
point changé les idées des premiers, ni dimi-
nué en rien les craintes qui, de ceux-ci, sont
passées au peuple; parce que, encore une fois, ce
ne sont pas des sangsues qui détruisent la réaction
très-prononcée des tissus, réaction essentiellement
funeste dans toutes ces maladies.

Ces propositions générales sont absurdes, parce
qu'à l'extérieur on peut obtenir des succès en dé-
bridant, et qu'il n'en est pas de même à l'intérieur.

Ici le pronostic doit changer; et la gravité de la maladie, à moins d'une disposition particulière, sera en raison du traitement, c'est-à-dire que si l'on soumet les tissus affectés, soit à leurs fonctions, soit à des corps stimulans, la sensibilité toujours dans de faux rapports, le mal deviendra terrible; tandis que par un traitement et un régime physiologiques qui constituent la méthode opposée que j'indique, ce même mal n'offrira souvent que des dangers presque imaginaires, ainsi que le prouve l'expérience.

Symptômes.

On cherche dans les auteurs, même classiques, la description de la maladie qui nous occupe; mais ils ne présentent sur elle que quelques idées qui en peignent le dernier degré. Par cette raison, on la confond, quelquefois, avec une névrose de l'estomac ou avec une phlegmasie de sa muqueuse; et, le plus souvent, avec un simple engorgement des capillaires sanguins de ce viscère.

Comme cette maladie présente plusieurs degrés différens, et que le premier est toujours confondu avec une altération commençante des fonctions des tissus gastriques, erreur qu'il est impossible de reconnaître, tant qu'un traitement physiologique n'a pas été mis en usage, nous diviserons sa description en trois périodes. Cette division n'est pas dans la nature; mais nous l'admettons comme un moyen de l'apprécier.

(28)

Première période.

Appétit irrégulier et capricieux; dégoût commençant pour les corps gras; digestion un peu
lente; sécrétion salivaire augmentée; flatuosités
rares; chaleur âcre ressentie à l'épigastre, surtout
par la présence des liqueurs alcooliques; pouls
plus fréquent, mais moins plein que dans l'état
naturel; et un affaiblissement général, caractérisent cette période.

Deuxième période.

Dans la seconde période, le malade, instruit par
expérience, a fixé son choix sur une espèce d'aliment; il use des laitages et des fruits; il
éprouve une sorte d'aversion pour les substances
grasses; la digestion est plus enrayée, elle provoque des nausées fréquentes, quelques vomissemens, de nombreuses flatuosités, des pituites
abondantes; le malade commence à se plaindre
de douleurs et d'une pesanteur épigastriques; douleurs qui sont augmentées par l'inspiration et la
marche, surtout par la pression exercée sur cette
région devenue très-sensible; parfois elles s'étendent le long de la colonne vertébrale et des
articulations des membres supérieurs; le malade
croit être atteint de rhumatismes, et cette erreur
lui est commune avec beaucoup d'hommes de l'art.
Les muqueuses sont pâles; le derme d'une
couleur terne, est sec au toucher; les urines
sont rares; les excrétions alvines laissent entre

elles de longs intervalles; le pouls est plus fréquent et plus petit; quelquefois il est lent, selon que le mal influence une région plus ou moins étendue de capillaires sanguins, ou qu'il cause de vives douleurs; la maigreur se prononce; les extrémités sont toujours froides; le moral est altéré, il est faible, susceptible d'un commerce difficile, et souvent tourmenté par les craintes de la mort.

Troisième période.

« Dans la troisième période, le malade redoute toute espèce de boisson et d'aliment; il voudrait annihiler les fonctions digestives, ou, si le besoin l'emporte, il éprouve des vomissemens cruels, ou, dans le cas contraire, sa digestion est très-laborieuse, accompagnée de flatuosités continuelles, et de flots de pituites; la chaleur épigastrique est parfois brûlante comme celle de l'érysipèle; les douleurs ont un caractère fixe; mais elles sont plus étendues; leur domaine est presque devenu celui de l'économie entière; la pression exercée sur la région supérieure de l'abdomen diminue la pesanteur énorme que ressent le malade dans cette même région, et, dans le plus grand nombre de cas, découvre une tumeur très-sensible, dure, peu mobile, d'un volume variable, et d'une forme plus ou moins arrondie; l'inspiration est devenue encore plus accablante aussi-bien que la marche; le malade n'ose plus se tenir debout; mais courbé vers la terre, les mains appuyées sur la région du mal, il craint jusqu'au lit où il trouvait parfois un baume à ses douleurs; et le soir, toujours plus souffrant que le matin, il voudrait que la nuit fût moins qu'un rêve, ou moins que le terme le plus court de la durée, un instant. La langue est d'une pâleur extrême; le teint d'une couleur terreuse et jaunâtre; les urines, plus limpides, sont devenues plus rares, ainsi que les excrétions alvines, qui comptent souvent entre elles des demi-mois entiers. Une fièvre lente mine le malheureux patient, dont la soif est toujours peu vive; le pouls est fréquent et petit; le malade n'est plus qu'un squelette hideux qui soupire après la solitude et le repos. Ses amis les plus fidèles n'osent plus interrompre son morne silence; il est blasé sur les erreurs dont on berce l'imagination des mourans; et si quelqu'un a l'art de le tromper un instant, il lui prodigue tous les signes de l'amitié; et son erreur dissipée, il l'accable de haine. Il se détache de tous les objets qui firent le charme de sa vie; et le plaisir de s'isoler est le seul qui lui reste; rarement il craint la mort; mais il soupire après ses bienfaits, les plus grands après ceux de la vie; enfin, épuisé au physique comme au moral, la nutrition viciée depuis long-temps sous tous les rapports, sa faiblesse est extrême et générale; le cœur n'envoie plus vers le cerveau soit la quantité, soit la qualité de sang requise pour son existence; cet organe du sentiment succombe, et avec lui tous les autres appareils de l'économie.

Division des cancers.

Envisagées par rapport à leur siége, ces maladies devraient être divisées d'après les systèmes organiques de l'estomac; mais dans l'altération des fonctions digestives à l'état chronique, l'impossibilité de distinguer les symptômes que caractérisent les altérations de chaque tissu, nous force à repousser cette division, et à ne les considérer que par rapport à la région qu'elles détruisent. Partant de cette idée nous en établissons quatre espèces: la première a son siége sur la grande courbure de l'estomac; la seconde sur la petite courbure; la troisième atteint la région cardiaque; et la quatrième le pylore.

On reconnaît la première espèce à la lenteur des digestions, et à la pesanteur épigastrique considérablement accrue pendant le travail digestif; celle qui est sur la petite courbure est reconnue par le siége de la douleur et son acuité pendant que l'estomac est en action. On se rend compte de la troisième par la gêne et la douleur plus ou moins vive ressentie au moment du passage des alimens dans le cardia; les vomissemens des matériaux nutritifs après un certain temps qu'ils sont parvenus dans l'estomac, sont le signe de la quatrième espèce.

Considérées par rapport à leur degré, ces lésions sont à l'état de squirre tant que la présence de l'alcool, du vin, ou du bouillon gras à une température élevée, ne causent point des douleurs indicibles accompagnées d'une chaleur brûlante ; dans le cas contraire, elles sont à l'état d'ulcère cancéreux.

Ces maladies, dans leur première période, me paraissent curables, si l'on raisonne par analogie. Elles n'ont point ce caractère dans les autres périodes ; mais elles ne deviennent mortelles en peu de temps que par un mauvais traitement ; les preuves se tirent des faits. Dans le cas contraire, ce phénomène n'existe point ; ces maladies se prolongent jusque dans un âge avancé, et n'ont que des progrès insensibles.

Tous les âges y sont sujets ; mais l'enfance bien moins que la jeunesse ; et presque toujours on les observe dans les premières années de la décadence de la vie. Tous les individus d'une sensibilité optuse y sont disposés.

DU TRAITEMENT.

L'impossibilité de distinguer les symptômes d'une altération chronique des fonctions de l'estomac, de ceux d'une lésion organique, à moins que celle-ci ne soit évidente par le toucher, commande d'employer d'abord le traitement nécessaire soit pour combattre une irritation ou une phlegmasie gastrique. Les exemples nombreux de maladies d'estomac guéries malgré leur trop longue duree qui les faisait même confondre avec des cancers, nous engagent aussi à suivre cette route.

Du traitement dans le cas d'incertitude de cancer.

Mais quel sera alors ce traitement? Celui qui aura pour but de soustraire plus ou moins la sensibilité du tissu malade aux corps qui la mettent en jeu : ceux-ci étant pour elle des corps étrangers, jusqu'à ce degré où les forces de l'économie sont au-dessus de leur action : principe que j'ai développé dans ma thèse, et dont M. Broussais a tiré parti pour indiquer un traitement plus rationnel dans plusieurs maladies; vérité qu'il ignorait en 1816, ainsi que je le prouverai plus tard. On doit donc s'attacher à enlever ou à modifier les causes du mal; causes qui, dans l'état de santé, contribueraient à conserver cette dernière, et qui, en maladie, augmentent l'activité du premier.

C'est l'ignorance de cette vérité qui a causé tant de victimes, et qui en cause encore tous les jours; tandis que sa pratique a des succès qui tiennent du merveilleux : ce que je prouverai bientôt ailleurs.

Ainsi on doit d'abord soustraire insensiblement l'estomac aux alimens, et n'accorder au malade que la quantité nécessaire pour éviter la mort.

Cette quantité, par la même raison, sera prise parmi ceux dont l'action est la plus favorable à la sensibilité de l'organe malade. Ce choix tombera donc sur les crèmes de riz, les bouillies de semouille, de fécule de pomme de terre, de farine de bled, préparées au lait coupé avec moitié eau commune, et légèrement sucrées. On en usera à raison de dix à quinze cuillerées par jour selon l'état gastrique du malade. On pourra les remplacer quelquefois par des fruits tels que les raisins, les figues, les pommes cuites, etc., et, en général, par tous les corps qui contiennent de la fécule, du mucilage ou du sucre, mais qui ne seront jamais ni stimulans, ni acidules.

Le motif qui ordonne ce choix, prescrit aussi de les prendre à une température froide, ou au moins voisine de ce degré.

Quand le malade sera arrivé à cette quantité d'alimens absolument nécessaires pour soutenir son existence, l'on devra, pendant deux, trois et quatre mois entiers même, selon l'intensité du mal, ne pas en augmenter la dose, parce que les vaisseaux absorbans qui ne sont plus irrités par sympathie, et qui ne sont pas tenus à un accroissement de fonctions, enlèvent avec plus de force les matériaux nutritifs accumulés dans la partie malade. Une autre raison qui commande cette marche, c'est que la sensibilité exaltée de la muqueuse étant viciée, par la privation prolongée on diminue cette susceptibilité, et on la ramène à son type naturel.

Les alimens que l'on prescrit doivent être divisés en plusieurs doses, autrement la contractilité gastrique trop fortement mise en action, aggraverait le mal.

Si l'on fait un choix sous le rapport des alimens, si l'on précise bien leur quantité, on doit suivre la même marche pour les boissons. Elles seront donc sucrées et mucilagineuses, mais à un faible degré; l'on ne tend, par leur action immédiate, qu'à calmer la sensibilité, et par leur absorption, à modifier les qualités du sang. On doit exclure l'usage de toutes celles qui sont aromatiques ou acidules; parce que dans tous les cas la membrane muqueuse supporte mal leur action; qu'elles peuvent nuire une fois absorbées, surtout si le mal n'est dû qu'à une exhalation supprimée; alors la crise est enrayée par les dernières boissons; vérité que démontrent l'expérience et la physiologie. M. Broussais n'évite point cette erreur; mais les noms ne détruisent pas les faits; et d'ailleurs , si la maladie est une phlegmasie de la muqueuse, en se servant des acidules, son traitement est une inconséquence.

Si l'on est sévère sur la nature des boissons , on ne doit pas moins l'être sur leur quantité. Le malade n'en doit user que par petits verres à une certaine distance l'un de l'autre : l'estomac affaibli ne peut digérer une quantité ordinaire de tisane, et bien moins encore celle qui serait augmentée;

vérité trop inconnue et peu généralisée; car, dans tous les cas où ce viscère est prostré comme le reste de l'économie, pourquoi exiger qu'il digère des masses de liquides plus fortes que dans l'état de santé, lorsqu'il est dix fois plus faible, souvent dix fois moins altéré, et que tous les autres organes sont plus ou moins condamnés au repos? la physiologie réprouve cette méthode, et l'observation me dit qu'elle fait de nombreuses victimes. M. Broussais était dans cette erreur en 1816; sur la remarque que je lui fis, et que me fit naître la mort d'un militaire auquel on avait fait prendre des boissons abondantes, que si la fièvre était une gastrite, cette quantité de liquide devait fortement augmenter la contractilité gastrique, et aggraver l'inflammation; il a renoncé depuis à cette méthode qu'il n'a pas su généraliser pour une foule de cas.

Elles seront donc prises en très-petite quantité, et toujours mesurées sur les besoins du malade. Dans le cas contraire, on doit même renoncer à leur usage, excepté après chaque léger repas, pour faciliter la digestion.

Ces boissons seront composées d'eau laiteuse ou sucrée, d'une infusion de fleurs de mauve ou de violette, d'une décoction de racine de guimauve, de chiendent, de jujubes, de riz, d'orge perlé, d'escargots, de mou de veau, de cuisses de grenouilles, etc., que l'on édulcorera avec du sirop de ces mêmes espèces de médicamens.

Elles seront prises à une température d'été; plus froides elles deviennent stimulantes en ne faisant qu'agir momentanément sur les voies digestives.

Si, à des époques diverses de la médecine, et selon la mode du jour, car la médecine, malgré la philosophie dont elle se dit sœur, se conforme aux idées soit gigantesques, soit puériles du maître qui, le plus souvent, doit ses couronnes à l'opinion du vulgaire; si, dis-je, l'on a torturé par des stimulans les viscères dont les forces étaient épuisées, l'on n'est pas tombé dans des erreurs moindres en proscrivant les émissions sanguines : les mêmes motifs qui ordonnent la privation, prescrivent les saignées. En effet, n'est-il pas évident que du moment que l'estomac est malade, les vaisseaux capillaires sanguins qui le pénètrent éprouvent le même sort, soit qu'ils aient été primitivement ou sympathiquement affectés; et qu'il est donc indispensable d'agir pour eux comme pour la muqueuse.

D'après ces idées, il est donc urgent de diminuer la masse sanguine selon la gravité de la maladie.

Ici, comme dans le cas précédent, on doit suivre une marche prescrite par la physiologie. S'il reste au malade des forces physiques considérables, on pratiquera d'abord une ou deux saignées générales à un ou deux jours d'intervalle, ensuite l'on appliquera huit ou dix sangsues sur l'endroit douloureux, que l'on réappliquera à divers jours encore d'intervalle, jusqu'à ce que le pouls soit lent et peu développé. Dans toutes les maladies chroniques, comme dans les phlegmasies aiguës, on ne doit jamais recourir de suite à de vastes saignées; l'économie privée tout-à-coup de son excitant général, tombe dans un état de prostration; tandis que l'organe phlogosé, très-irrité, appelle une plus grande quantité de sang par le défaut de réaction des autres appareils organiques; et dès lors le mal devient plus grave, et presque toujours mortel chez le vieillard.

La saignée est encore nécessaire à des intervalles plus ou moins éloignés, afin de diminuer la masse sanguine à mesure qu'elle se reproduit aux dépens de la graisse que l'économie contient ou des alimens qu'elle reçoit.

Ce que j'ai dit des boissons peut s'appliquer, sous quelques rapports, aux émolliens placés sur le siége de la douleur, ils ont une partie de leur action.

Ils doivent être minces, larges, dans un état d'humidité continuelle, et toujours à une température de dix-huit à vingt degrés.

On les composera de tous les émolliens non aromatiques; une éponge trempée dans une infusion de fleurs de mauve, ou une faible décoction de racines de guimauve, est le moyen le plus sim-

ple, et celui qui remplit les conditions les plus avan-
tageuses.

Dans l'emploi de ce remède beaucoup de praticiens manquent leur but en se servant de corps
trop secs et trop âcres.

Quel est l'effet que l'on veut produire? celui
d'enlever une quantité de chaleur animale, et par
l'absorption de calmer la sensibilité gastrique, et
de rendre le sang moins excitant. Or, par la sé-
cheresse qu'ils ont, on ne peut enlever une grande
quantité de chaleur, et moins encore calmer la sensibilité par l'absorption de l'humidité, puisqu'un
effet contraire doit avoir lieu d'après leur compo-
sition. Les épithèmes de farine de graine de lin
réunissent presque tous ces désavantages.

Mais si ce sont constamment des moyens simples
qui nous préservent des horreurs de la mort, il
en est un qui résulte des rapports des organes dans
l'état de maladie, sans lesquels tous les autres
moyens curatifs sont impuissans.

Si l'on juge en effet de la nature du remède d'après
l'instinct de la vie qui nous commande d'éviter,
dans le cas présent, la marche, la station prolongée,
qui nous porte à nous courber en avant, à presser
de nos mains la région douloureuse, et surtout à
rechercher le repos du lit; si l'on juge d'après l'a-
nalogie et la physiologie, n'est-il pas évident que du
moment que l'estomac est irrité ou phlogosé, il
tend par sa position, le malade étant debout, à ag-

graver ses désordres, par le tiraillement qui naît
du poids étranger de ce viscère, et de l'état des
capillaires veineux ; et que le repos soit en suppi-
nation, soit sur l'un des côtés, est un remède urgent, moyen qui, jusqu'à ce jour, a échappé aux
médecins qui n'en ont fait que quelques applications ? Il est cependant efficace, et l'expérience m'a
démontré que sans lui, l'on n'arrive que très-tard
à une guérison certaine dans les cas peu intenses,
et jamais dans les cas graves.

Ces remèdes mis en usage pendant dix à vingt
jours, alors remontant à la cause du mal, si elle
est le résultat d'un écoulement périodique ou ha-
bituel, on cherchera à rappeler cet écoulement,
par un stimulant appliqué sur le siége primitif du
mal ou de la fonction interrompue ; si sa cause est
la suite d'une exhalation cutanée plus ou moins
supprimée, cause qui est la plus commune, on ex-
posera tous les jours le malade à des bains de vapeur (1), avec la précaution de ne pas le laisser
refroidir à sa sortie des bains, et de le placer
dans un lit où l'on aura répandu des vapeurs au
moyen de sucre brûlé sous les draps ; des rubi-

---

(1) Ces bains je les fais prendre en plaçant le malade au-
dessus d'une quantité d'eau très-chaude, et en le couvrant de
manière que la vapeur se dirige sur tout son corps. Quelquefois
e le fais asséoir dans deux à trois pouces d'eau à une température
de 36 degrés, et j'agis comme ci-dessus pour les vapeurs.

fians (1) seront appliqués non loin du siége de la
douleur, si le mal a été l'effet d'un irritant porté sur
la muqueuse gastrique, ou bien encore le résultat
de la cause précédente. Par la même raison, les
frictions sèches (2) exercées sur tous les membres auront lieu deux fois par jour. Dès-lors les
épithèmes émolliens seront entièrement abandonnés, et l'on usera de ces bains, de ces rubifians
de ces frictions, conjointement avec les autres remèdes, jusqu'à la disparition de tout symptôme.

Tous ces remèdes doivent être subordonnés
aux moyens précédens; l'expérience et la physiologie nous prouvent qu'on ne peut bien dériver et
produire des crises ou rétablir des fonctions plus
ou moins supprimées, qu'autant que le point sur
lequel on agit devient plus sensible que celui déjà
malade, et se maintient à ce degré de sensibilité :
phénomène qu'on ne pourrait obtenir si, auparà-
vant, on ne cherchait à calmer l'organe souffrant,
ou qu'on ne supposât qu'il fût légèrement affecté.

Ce traitement sera mis en usage aussi long-temps
que l'exigeront les symptômes, et que le permet-
tront les forces du malade. L'on doit être sévère

(1) Le vésicatoire de M. Bonvoisin remplit ces conditions. On
prend un morceau de taffetas d'Angleterre, on le mouille du
côté qui est gommé, avec de l'acide acétique très-concentré
(vinaigre radical), et on l'applique sur l'endroit désigné.

(2) Pour les frictions on se servira d'une étoffe de laine quel-
conque ; la flanelle est celle qui est en usage.

dans leur emploi, surtout ne pas redouter la faiblesse du malade, et de prolonger cet état, afin que
les tissus condamnés au repos, et à l'abri de toute
excitation, reviennent à leur type naturel ; car il
ne faut pas se le dissimuler, une fois la vie attaquée dans son organisme, ce n'est qu'avec lenteur
qu'elle répare ses maux.

Si enfin on arrivait à ce point où la digestion du
peu d'alimens que l'on prendrait ne fût pas altérée,
on augmenterait leur quantité ainsi que celle des
boissons, mais d'abord très-faiblement. Quelques
jours plus tard, ils le seraient encore, toujours sans
opérer d'autres changemens, et avec la précaution de ne recourir à cette augmentation qu'autant que les fonctions digestives seraient naturelles,
et que l'appétit se ferait sentir après chaque repas.
Dans le cas contraire, les alimens seraient des corps
étrangers qui ramèneraient l'estomac à son affection morbide.

A mesure que la santé fera des progrès, on
tiendra constamment la même route : l'on fera
moins usage des vapeurs, des frictions, des rubéfians ;
et l'on ne renoncera au repos qu'avec la sage précaution de porter au-dessous de l'ombilic une ceinture qui refoule en arrière les parois abdominales,
et donne par ce moyen un point d'appui à l'estomac. Une fois que la digestion sera bien rétablie,
on évitera les causes qui l'avaient troublée ; on
n'usera que d'alimens faciles à digérer, et l'on évi-

(43)

tera, pendant quelques mois, toute espèce d'épicerie
et de boisson stimulante.

Si, malgré la sévérité des remèdes prescrits,
la digestion restait altérée, ou que cette altération survînt dès les premières augmentations ali-
mentaires, alors on devrait recourir à l'usage d'autres remèdes intérieurs, et toujours approuvés
par l'expérience raisonnée. Or, si l'on remarque
que cette maladie peut n'être que ce qu'on appelle
une *névrose*, ou bien un simple *engorgement des
capillaires sanguins gastriques*, maladie qui simule
dans ce cas un érysipèle, qui ne consiste, à son
tour, qu'en un engorgement des capillaires sanguins cutanés, sans que dans aucun cas il y ait
phlegmasie; qu'elles peuvent durer pendant des
années entières, comme les mêmes maladies si-
tuées à l'extérieur de l'économie, et enrayer comme
elles les organes qu'elles ont envahis, alors pourquoi
ne mettrait-on pas en usage les mêmes moyens
curatifs que l'expérience indique pour ces mêmes
cas, et que l'on prend parmi les drastiques des
voies digestives ?

En outre, si l'on remarque que les causes de ces
maladies sont une exhalation soit cutanée, soit muqueuse supprimée, et que tant que cette exhalation
n'est pas rétablie, le mal persévère, leur indication
se trouve au moins ordonnée.

Mais si nous interrogeons les faits, notre propo-
sition est bien plus fondée : la médecine en est

riche; on a été jusqu'à croire que par ces remèdes on avait guéri des lésions organiques. Tout nous commande donc leur emploi.

Ce que j'avance est en quelque sorte positif, si l'on ne perd pas de vue que dans les lésions organiques bien prononcées, ces stimulans, en opérant une sécrétion plus ou moins abondante, procurent constamment un soulagement quelquefois d'une durée inattendue, et si l'on tient compte de la cause la plus commune de la maladie, et de la marche de cette dernière.

On me dira que je me trompe, et, d'après le jargon anti-physiologiste du jour, que si je guéris, je ne fais que modifier le mal. D'abord, il n'est pas vrai que, lorsque l'on stimule directement une phlegmasie, on la calme, et qu'on l'enlève subitement. A l'extérieur l'expérience prouve le contraire. Dans une véritable gastrite, à la suite d'un empoisonnement, à l'intérieur, par conséquent jamais les stimulans ne seront que pernicieux. Les modificateurs stimulans appliqués directement sur une phlegmasie, telle qu'on la considère dans son type, soit avec des symptômes faibles ou intenses, et non telle qu'on l'a décrite depuis quelques années, ces modificateurs, dis-je, ne font jamais qu'augmenter la gravité des symptômes.

Mais j'entends s'élever mille objections contre moi; l'on m'observera surtout qu'une mouche cantharide appliquée sur un érysipèle, le guérit parfois avec une promptitude étonnante. Mais ces objections sont-elles bien solides? A-t-on bien distingué une phlegmasie du simple engorgement des capillaires sanguins? et n'est-ce pas de cette erreur que naissent les contradictions sur la nature des médicamens? Croyez-moi, étudiez la cause de la maladie, rapportez cette dernière à son véritable siége, voyez quel est le but de la nature dans les affections morbides, vous serez moins sujet à être ridicule, en ne voulant pas nous faire adopter des idées que repousse la physiologie la plus positive; et vous saurez que l'on guérit un érysipèle, qui n'est qu'un simple engorgement de capillaires sanguins, en produisant une exhalation qui remplace celle qui était supprimée; et que dans le cas où cette maladie est une phlegmasie réelle, cette mouche l'accroît par son caractère stimulant.

Mais tel est le sort de l'homme qui bâtit sur une fausse base; il devient systématique; il interprète mal les fonctions de la vie, les altérations diverses de l'organisme; et, ne pouvant nier les faits, il torture le sens commun de la physiologie, pour paraître d'accord avec lui-même.

Parmi ces stimulans, le choix n'est pas indifférent. On doit porter son attention sur ceux qui agissent sur les premières voies, endroit où siége le mal, et produisent des sécrétions abondantes. Sous tous ces rapports le tartre stibié mérite la préférence (1). Au reste, on pourra se servir de ce minéral les premiers jours, et ensuite, d'un autre laxatif qui porte spécialement sur les tuniques intestinales, tel que le sulfate de soude ou la rhu-barbe.

Si l'on fait un choix des corps dont on veut se servir, tout nous dit de n'être pas moins attentif à leur mode d'administration. Comme la maladie est ancienne, on ne doit les employer qu'à petite dose; mais par la même raison on en prolonge l'usage : une fonction long-temps interrompue ne peut que reprendre insensiblement son action.

On aura ainsi recours plusieurs fois à ces remèdes, sans craindre d'exciter quelques vomissemens qui sont nécessaires par les raisons que j'en ai données plus haut; mais avec la sage précaution de ne pas en abuser; de laisser un ou deux jours d'intervalle entre chaque dose, intervalle pendant lequel on administrera une boisson faiblement stimulante ou le tartre stibié en lavage; et de renoncer à tous les stimulans du moment qu'ils auront dé-

---

(1)   Prenez tartrite de potasse antimonié, deux grains;
            eau distillée, quatre onces;
            sirop de capillaire, une once;
et formez une potion que l'on prendra en deux doses à une demi-heure de distance l'une de l'autre.

Les deux premières fois on usera de cette potion ; ensuite d'un seul grain de tartre stibié en lavage ; et pendant les jours d'intervalle, d'un seul quart de grain.

(47)

truit le mal, ou que leur présence sur les voies digestives développerait des douleurs accompagnées d'une chaleur brûlante.

On calculera leurs doses sur l'ancienneté de la maladie et les forces du malade; elles peuvent s'étendre jusqu'à cinq ou six; leur usage est d'autant moins dangereux que toute espèce de phlegmasie a été vivement combattue par les moyens les plus énergiques, et que l'expérience assure que même prodigués, ils ont opéré des succès inattendus.

Ces remèdes abandonnés, vient le traitement précédent, surtout le régime qui sont repris pendant quelques semaines. Si le mal persiste encore, n'oubliant jamais qu'un organe long-temps malade arrive à ce point, qu'il ne peut plus remplir ses fonctions, alors il est prescrit de l'abandonner à un repos absolu. On soutiendra donc l'existence du malade à l'aide de lavemens nourrissans, et des boissons dont on usera tous les jours selon la méthode que j'indiquerai bientôt. Chez quelques individus, l'absorption des gros intestins est si énergique, que ce moyen peut suffire pour entretenir les forces de la vie presque à leur niveau ordinaire.

Mademoiselle Duménil, âgée de vingt-cinq ans, fille d'un aubergiste de ce nom, demeurant à Oulchi-le-Château (Aisne), ne reçut, en 1821, que des lavemens nourrissans pendant plus de quarante jours, et, tant que dura leur usage, elle fit, sans peine, le service presque entier de la maison qui demandait beaucoup d'activité.

On prolonge leur emploi tant que l'exige l'espérance de la guérison, et l'on essaie, après un certain temps, si la digestion est encore difficile. Si, malgré l'emploi de tous ces moyens curatifs, la digestion reste dans un mauvais état, alors, convaincu que la maladie est une lésion organique bien prononcée, le médecin modifie le traitement.

Du traitement dans le cas de certitude de cancer.

Si le traitement donne cette certitude, les faits nous tracent alors la règle que l'on doit suivre ; ainsi de tous les stimulans l'on ne conservera que les frictions afin de diminuer la susceptibilité en irritant plusieurs points de l'économie ; une ceinture autour de l'abdomen ne quittera point le malade ; les saignées locales moins fortes ne seront pas abandonnées, et l'on persévérera dans l'usage des autres remèdes, et, surtout du régime qui les suit. Par eux, le mal guérit ou perd de sa gravité, ou devient stationnaire. les faits cités viennent à l'appui de ce que j'avance. On peut même tout attendre de leur action : quand on la considère, après un certain laps de temps, ses effets sont admirables, et ne me laissent nul doute qu'à la longue ils ne détruisent des cancers naissans.

Si avant ces épreuves la lésion organique est reconnue, l'état du malade exige une modification dans le traitement; plus affaibli, les saignées seront moins abondantes, la diète moins prolongée; jamais aucun stimulant ne sera ordonné, si ce n'est les frictions; et pour le reste du traitement on se servira des moyens curatifs ci-dessus prescrits.

Lorsqu'après avoir essayé du traitement et du régime ci-dessus développés, les voies digestives ne peuvent plus supporter l'action d'aucun corps, ou qu'elles les reçoivent avec beaucoup de peine, alors convaincu qu'en continuant à les mettre en action, la mort est inévitable, il ne reste plus qu'à tenter les moyens suivans, sinon capables de détruire le mal, du moins propres à prolonger les jours de l'infortuné qui en est atteint.

Partant de cette idée première : que la non-interruption des fonctions d'un tissu malade aggrave toujours le mal, les fonctions digestives seront soustraites à l'action de tout corps, soit solide, soit liquide; et l'on reviendra aux lavemens nourrissans dont l'usage ne sera plus abandonné, et dont on n'a pas assez étudié les effets. Quant à la soif, on l'éteindra par l'absorption extérieure ou intérieure.

Le fait précédent, et une foule d'autres qu'on pourrait citer, mais mieux encore celui dont je vais donner le détail, confirment cette méthode.

Madame Martinet, épouse d'un négociant de ce nom, demeurant à Issoudun, département de l'Indre, éprouva, à l'âge de vingt-six ans, une indisposition, qu'un officier de santé caractérisa d'embarras gastrique, et contre laquelle on administra l'émétique à haute dose. A la première indisposition succéda une gastrite intense, et dans l'espace de très-peu de jours, l'estomac fut tellement phlogosé, que toute espèce de boisson, même le jus d'un grain de raisin provoquait des vomissemens.

Alors plusieurs médecins furent consultés ; et, sur les instances du mari qui suppliait qu'on cherchât à prolonger l'existence de sa jeune épouse qu'on regardait comme destinée à une mort certaine, on conseilla des lavemens nourrissans, et des bains pour éteindre la soif. Peu à peu le mal perdit de sa violence, et les forces furent bientôt moins anéanties. On essaya de nouveau les fonctions de l'estomac, mais en vain; après plusieurs épreuves, on fut obligé de s'en tenir aux premiers moyens. Sans leur faire éprouver aucune modification, la malade fut en état, dans l'espace de quelques mois, de se livrer à une grande partie des occupations ordinaires, et de passer six mois à la ville et six autres à la campagne. En 1816 elle ne suivait pas d'autre régime depuis plus de quatorze ans, d'après l'assurance positive que m'en a donnée son mari. Il est vrai qu'elle ne jouissait pas d'un embonpoint considérable, qu'elle ne possédait pas la plus grande fraîcheur, et que l'émail de ses dents avait totalement disparu, etc.; mais cette demi-existence, si l'on peut s'exprimer de la sorte, n'est-elle pas préférable à la mort?

Voici quels étaient les moyens mis en usage pour soutenir cette existence. On prenait une livre de bouillon de poulet fort gelatineux; on y faisait dissoudre deux onces de sucre, et on mêlait le tout avec six jaunes d'œuf. De ce composé, on formait un lavement que l'on donnait dans la matinée, pendant que la malade était dans son lit, et où elle restait plusieurs heures après l'avoir pris, en évitant tout mouvement. Chaque douze jours on en prenait un à l'eau commune avant le nourrissant.

Quant à la soif, elle se désaltérait en se plongeant chaque jour dans un bain à la température de dix-huit degrés.

Depuis j'ai eu occasion de me servir plusieurs fois de ces lavemens; mais je leur préfère les suivans : Prenez trois onces de gomme arabique en poudre; faites dissoudre; mêlez cette dissolution avec une livre d'une décoction de pain blanc, à raison de six onces par décoction; et ajoutez sucre deux onces.

On n'use de ce mélange qu'après avoir pris et rendu un lavement à l'eau commune, afin de nettoyer les gros intestins.

Quant aux moyens d'éteindre la soif, on plonge tous les membres dans de l'eau pure, ou l'on applique des compresses humides sur l'abdomen pendant quelques heures, et l'absorption éteint ce sentiment toujours faible dans ces maladies, quand on est soumis à ce traitement. Si ces moyens étaient inutiles, je pense qu'on pourrait y suppléer par un demi ou un verre d'eau pure donné en lavement, six heures après avoir pris celui qui est nourrissant. On tenterait aussi parfois l'usage de tous ces moyens. Quant au bain, on doit le repousser comme causant de grands embarras et des inconveniens graves dans une foule de circonstances, à cause de la débilité du malade.

Il est vrai que les lavemens nourrissans n'auront pas un succès constant, parce que le malade sera agonisant ou chargé d'années, ou privé de forts vaisseaux lymphatiques qui vont se rendre aux gros intestins; mais si l'on a soin de s'en servir à propos, les faits que j'ai cités, et une foule d'autres dont j'ai connaissance, me donnent la conviction qu'on peut en user avec succès dans beaucoup de cas, surtout lorsque le malade n'est pas trop affaibli par l'âge et le mal, ou par l'un des deux. Si l'on veut néanmoins obtenir d'heureux résultats, on doit bien prendre garde que chaque fois que l'on administre ces lavemens, l'estomac et les intestins grêles soient vides, pour que leurs fonctions mises en jeu ne troublent pas celles du rectum; et, en outre, pour favoriser l'absorption, que les gros intestins soient nétoyés tous les cinq à six jours, à l'aide d'eau commune à dix-huit degrés prise en lavement.

Si ces moyens curatifs ne présentent aucune

ressource, faut-il devenir sourd aux prières du moribond qui nous conjure de le défendre contre la mort prête à lui ravir le dernier souffle de la vie? La physiologie, cette science des merveilles, parce qu'elle imite la nature, ne peut-elle pas créer ce rare bienfait? Suivant ses lois, ne l'obtiendrait-on pas à l'aide d'une ouverture abdominale qui pénétrerait jusque dans les intestins grêles, et qui imiterait un anus contre nature, sous le rapport de sa forme, et non de ses usages.

C'est aux seuls médecins physiologistes à résoudre cette question, par des expériences rigoureuses et multipliées. Sans doute, plus d'un lecteur esclave d'un amour-propre qui lui dit que le terme de ses connaissances doit être celui de tous les autres talens, en repoussera la tentative; mais si l'on réfléchit que l'on n'aurait besoin que de pratiquer une ouverture très-étroite; que par conséquent le malade courrait moins de danger que pour l'établissement d'un anus artificiel, sans être sujet aux incommodités que fait naître ce dernier; qu'au moyen de cette ouverture, les alimens introduits dans les intestins grêles, seraient soumis à une plus grande absorption, et donneraient une nutrition beaucoup plus forte, ce dont on ne peut douter d'après les lois de la physiologie; que, par ce moyen, l'estomac exempt de tout travail, à l'abri de tout mouvement, de toute cause irritante, les lésions organiques de ce viscère resteraient stationnaires, ou n'auraient qu'une marche très-lente, ou perdraient presque toujours de leur intensité, ce que prouvent les faits que j'ai rapportés ; que la plupart des individus chez lesquels on aurait à pratiquer cette opération, sont amenés, par la maladie elle-même, à un état de sensibilité qui rend les chances de l'opération moins douteuses ; et que si l'on raisonne par analogie, elle serait bien moins grave que celles proposées pour des cas d'une moindre importance, et dont le succès est mille fois plus douteux ; alors, pourquoi repousser ce que les lois de la vie et l'analogie admettent, surtout quand l'expérience n'a pas prononcé contre elle ?

Enfin, si les lavemens n'obtiennent aucun succès, si l'on repousse l'opération qu'on propose, c'est le cas d'abandonner le moribond. Si néanmoins il arrive que les lésions organiques soient vastes ; que la contractilité de la fibre musculaire soit très-altérée ; et que la digestion soit lente ou très-pénible, on ne doit pas craindre alors de se servir de stimulans, de pilules fondantes, des pastilles d'ipécacuana, ou de diverses substances alcoholiques, afin de provoquer un reste de contractilité gastrique, et d'aider la digestion. Ces excitans, dont on a tant varié les compositions, sont surtout avantageux dans les squirres situés sur la grande courbure de l'estomac ; mais on ne doit pas espérer que ces remèdes les guérissent ; et la raison en est simple : un tissu n'étant désorganisé que pour avoir été trop stimulé, ce n'est pas en ajoutant à la cause du mal, qu'on peut détruire ce dernier. Ils ne font qu'un bien passager que suit un plus grand mal : voilà pourquoi on ne doit s'en servir que dans cette dernière période, à moins que, comme les D......, les L...., on ne calcule la vogue du médicament, et par *inadvertance* la mort du malade.

Dans le cas où les douleurs sont cruelles, on a recours à des extraits de ciguë, de jusquiame, ou à l'extrait gommeux d'opium, afin de les calmer, et de voiler ainsi le terme de nos maux.

Parmi les médecins, les uns commandent l'emploi des stimulans dans toutes les périodes de ces maladies; les autres, non moins exclusifs, suivent un traitement inverse, même dans le cas d'incertitude de lésion organique. L'auteur de l'article *Cancer*, dans le *Nouveau Dictionnaire de médecine*, ouvrage appelé *le court*, par rapport au premier surnommé *le long;* tandis que l'un n'est qu'un mourant qui enterre un mort, émet cette dernière opinion. Ne réputant comme vrais, en médecine, que des faits concordans expliqués par une physiologie simple, nous repoussons, pour l'avantage de l'humanité, et l'empyrisme et les systèmes.

Les médecins qui partagent la première opinion, m'accuseront, sans doute, d'avoir mal compris la nature du mal, de n'avoir pas été esclave des opinions reçues; d'avoir proposé un traitement trop simple ou trop sévère, ou inutile, parce qu'il n'émane point des rêveurs qui ont appauvri la plus auguste des sciences ; mais qu'on se rappelle qu'en écoutant l'instinct de la vie, qu'en étudiant les caractères du mal, qu'en s'en rapportant aux faits, et qu'en s'étayant des lois les plus simples de la physiologie, on ne redoute pas ce blâme au lit de la douleur.

Les médecins qui embrassent la seconde opinion nous diront que nous ne sommes que l'écho du traducteur du système *tomasinien*. Nous leur répondrons à notre tour qu'ils se trompent. Comme lui, sans doute, on se sert des antiphlogistiques ; mais on n'oublie pas la cause du mal ; on ne se fait pas de fausses idées de son caractère en le plaçant constamment dans le même système organique, lorsque tout prouve que ce siége lui est communément étranger ; on ne le confond pas avec des affections morbides différentes, lorsque l'on n'a pas des idées positives sur son existence ; on n'arrête pas les crises au lieu de les favoriser, lorsque l'on est incertain du degre du mal ; on n'est pas en contradiction avec soi-même en irritant une phlegmasie ; on n'oublie point les rapports des organes dans les maladies ; on ne repousse point l'expérience parce qu'elle flétrit de mesquines idées ; on ne torture pas la physiologie pour dénaturer l'action des remèdes les plus simples ; et enfin l'on ne présente pas un traitement incomplet ou dangereux sous plusieurs rapports.

www.ingramcontent.com/pod-product-compliance
Ingram Content Group UK Ltd.
Pitfield, Milton Keynes, MK11 3LW, UK
UKHW021709130726
13696UKWH00004B/1711